I0075815

LA GOUTTE A EVIAN-LES-BAINS

ÉTUDE

du mode d'action de l'Eau de la Source Cachat

SUR L'ACIDE URIQUE ET LES CORPS VOISINS

SUIVIE DE LA

SYNTHÈSE PHYSIOLOGIQUE ET CLINIQUE

DU TRAITEMENT MÉTHODIQUE D'EVIAN-LES-BAINS

PAR

le Dr F. CHIAÏS (de Menton)

Médecin consultant à Evian-les-Bains (Haute-Savoie)

Lauréat de la Faculté de médecine de Montpellier
Ancien interne des Hôpitaux de Montpellier
Médaille de Bronze 1886, Médaille d'Argent 1890
Rappels de Médailles d'Argent 1891, 1892, 1896, 1897, 1898, 1899
Ex-médecin de l'Hôpital de Menton
Membre correspondant de la Société Royale de médecine publique
et de Topographie médicale de Belgique, etc.

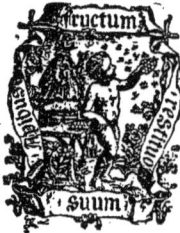

PARIS
SOCIÉTÉ D'ÉDITIONS SCIENTIFIQUES
4, RUE ANTOINE-DUBOIS, 4

1900

PRINCIPALES PUBLICATIONS DE L'AUTEUR

Sur les Eaux d'Évian

ACTION PHYSIOLOGIQUE DES EAUX D'ÉVIAN. — Travail honoré d'une médaille de bronze par M. le Ministre du Commerce sur proposition de l'Académie de médecine — 1886. Resté inédit.

EAUX D'ÉVIAN ET ARTHRITISME. — Travail honoré d'une médaille d'argent par M. le Ministre de l'Intérieur sur proposition de l'Académie de médecine — 1888. (Camille Coulet, Montpellier — G. Masson, Paris).

NUTRITIONS PATHOLOGIQUES ET EAUX D'ÉVIAN. — TRANSFORMATION DE LA NUTRITION PATHOLOGIQUE HYPOAZOTURIQUE EN NUTRITION NORMALE. — Travail honoré d'une médaille d'argent par M. le Ministre de l'Intérieur sur proposition de l'Académie de médecine — 1889. (Camille Coulet, Montpellier. — G. Masson, Paris).

NEURASTHÉNIE ET GOUTTE HYPOAZOTURIQUES. — Indications que remplit l'Eau d'Evian. — Travail honoré d'une médaille d'argent par M. le Ministre de l'Intérieur sur proposition de l'Académie de médecine — 1891. (Camille Coulet, Montpellier. — G. Masson, Paris).

TROUBLES NUTRITIFS CHEZ LES ARTÉRIO-SCLÉREUX — Indications que remplit l'Eau d'Evian. — Travail honoré d'une médaille d'argent par M. le Ministre de l'Intérieur sur proposition de l'Académie de médecine. — 1892. (Camille Coulet, Montpellier. – G. Masson, Paris).

LA NON IDENTITÉ DES FONCTIONS PHYSICO-CHIMIQUES DU MILIEU ORGANIQUE EN ÉTAT DE SANTÉ ET EN ÉTAT DE MALADIE. — (Congrès de Caen — 1894).

LES EAUX D'ÉVIAN DANS L'ARTHRITISME. — LA NEURASTHÉNIE. — LA GOUTTE. — Travail honoré d'une médaille d'argent par M. le Ministre de l'Intérieur sur proposition de l'Académie de médecine. — Paris, Société d'Editions scientifiques. — 1896.

L'ACTION INTIME ET LES INDICATIONS THÉRAPEUTIQUES DES EAUX D'ÉVIAN. — CHIMIE BIOLOGIQUE ET HÉMATOSPECTROSCOPIE. — Travail honoré d'une médaille d'argent par M. le Ministre de l'Intérieur sur proposition de l'Académie de médecine — Paris, Société d'Editions Scientifiques — 1897.

NOTES CLINIQUES SUR LES EAUX D'ÉVIAN. — *Sommes-nous tous égaux devant les Eaux d'Evian? Restons-nous toujours égaux à nous-mêmes devant les Eaux d'Evian?* — Travail honoré d'une médaille d'argent par M. le Ministre de l'Intérieur sur proposition de l'Académie de médecine. — Paris, Société d'Éditions Scientifiques. — 1897.

L'ACTION RÉDUCTRICE DES EAUX D'ÉVIAN SUR L'ACIDE URIQUE ET LES CORPS VOISINS. — Mémoire présenté au Congrès français de Médecine (IVe Session) Montpellier. — Travail honoré d'une médaille d'argent par M. le Ministre de l'Intérieur sur proposition de l'Académie de médecine. — Paris, Société d'Editions Scientifiques. — 1898.

LES EAUX D'ÉVIAN. — LES CONDITIONS D'ACTION DE CES EAUX — LEURS PROPRIÉTÉS. — COMPOSITION, EFFETS, CONTRE-INDICATIONS ET INDICATIONS. — Travail honoré d'une médaille d'argent par M. le Ministre de l'Intérieur, sur proposition de l'Académie de médecine. – 1899.

LA GOUTTE A EVIAN-LES-BAINS

ÉTUDE

du mode d'action de l'Eau de la Source Cachat

SUR L'ACIDE URIQUE ET LES CORPS VOISINS

SUIVIE DE LA

SYNTHÈSE PHYSIOLOGIQUE ET CLINIQUE

DU TRAITEMENT MÉTHODIQUE D'EVIAN-LES-BAINS

PAR

le Dr F. CHIAÏS (de Menton)

Médecin consultant à Evian-les-Bains (Haute-Savoie)

Lauréat de la Faculté de médecine de Montpellier
Ancien interne des Hôpitaux de Montpellier
Médaille de Bronze 1886, Médaille d'Argent 1890
Rappels de Médailles d'Argent 1891, 1892, 1896, 1897, 1898, 1899
Ex-médecin de l'Hôpital de Menton
Membre correspondant de la Société Royale de médecine publique
et de Topographie médicale de Belgique, etc.

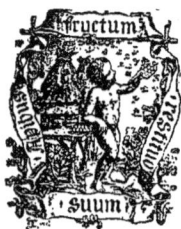

PARIS
SOCIÉTÉ D'ÉDITIONS SCIENTIFIQUES
4, RUE ANTOINE-DUBOIS, 4
—
1900

AVANT-PROPOS

―――

L'étude des eaux minérales et leurs indications.
Comment se pose la question.

M. Albert Robin, membre de l'Académie de médecine, a nettement posé, dans son *Rapport général à
M. le Ministre de l'Intérieur sur le service médical des
eaux minérales de la France pendant l'année 1886,* le
problème à résoudre dans l'étude des eaux minérales
et de leurs indications.

Le problème, le voici :

" Il ne s'agit plus aujourd'hui, dit-il, de réunir simplement des
observations et de dresser des statistiques dont une autre classification des cas viendra probablement ébranler les conclusions.
Cette méthode a servi à créer la clinique des eaux minérales ;
elle est la base de toutes les indications qui nous guident, et l'on
peut même dire qu'aucun progrès nouveau ne peut être effectué
sans son appui. Mais à l'heure actuelle elle ne suffit plus à elle
seule. Pour pénétrer dans le secret de l'action des eaux minérales, il faut connaître la manière dont elles influencent les échanges organiques, en un mot, leur action sur la nutrition élémentaire.

" On sait que derrière la plupart des affections chroniques —
et ce sont celles qui sont justiciables des eaux minérales — il
existe des troubles nutritifs, originels ou acquis, antérieurs à la
manifestation morbide et qui sont la condition fondamentale de
sa forme et de sa durée. Ces vices de la nutrition matérialisent
cette manière d'être jadis indéfinissable, à laquelle nos pères ont
donné le nom de diathèse, et paraissent si bien conjugués à l'idée

représentée par cette dénomination, que les deux termes ne nous représentent plus que des synonymes. Pourtant, il ne faudrait pas oublier qu'un trouble de la nutrition, quel qu'il soit, reconnaît toujours une cause première dont il n'est que l'expression : aux oxydations accrues ou diminuées, aux dénutritions locales plus ou moins accentuées, aux fermentations accélérées, il est un trouble antérieur, encore mystérieux, auquel on pourrait conserver le nom de diathèse, celle-ci ne représentant pas le trouble nutritif lui-même, mais l'ensemble des causes qui lui donnent naissance.

« La connaissance de ce vice nutritif qu'engendre la diathèse, et dont le rôle essentiel est de préparer en quelque sorte le terrain de la maladie, nous donne le moyen de préjuger du trouble originel, et nous indique le sens dans lequel doit agir la thérapeutique. Par conséquent, les divers moyens de traitement ne s'adapteront exactement aux affections contre lesquels ils sont dirigés, que si l'on a mathématiquement fixé, au préalable, les modifications qu'ils impriment à la nutrition élémentaire. Et tant que cette recherche n'aura pas été faite pour les eaux minérales, elles manqueront de l'un des éléments les plus importants parmi ceux qui permettent de juger de leurs indications et de leurs contre-indications.

« Pidoux insistait autrefois, avec une grande hauteur d'esprit, sur les cures préventives des maladies chroniques. Reprenant la vieille idée des récorporations, que l'antiquité avait déconsidérée par des pratiques irrationnelles, Pidoux disait qu'il doit exister des moyens de convertir les organismes touchés par l'hérédité de créer des tempéraments, de modifier ces dispositions organiques encore compatibles avec la santé, qui ne sont, disait-il, que la fleur des maladies chroniques, dont les fruits, mûris par le temps, se développeront dans l'âge adulte et empoisonneront la vieillesse, s'ils laissent l'homme franchir l'âge de retour.

« L'emploi des eaux minérales est un des plus sûrs moyens de produire ces modifications lentes et constitutionnelles, qui doivent aboutir à une inversion du mode nutritif de l'individu; mais, au moins, faut-il savoir comment réagissent les échanges devant telle ou telle eau minérale ! „

On sait aujourd'hui parfaitement, grâce à nos recherches poursuivies pendant dix ans, comment réagissent les échanges nutritifs devant les Eaux d'Evian méthodiquement administrées.

Nous avons pu déduire de ces connaissances des indications médicales précises.

Les succès des traitements ont sanctionné nos prévisions théoriques déduites de la connaissance mathématique des modifications que les Eaux d'Evian impriment à la nutrition élémentaire.

Les résultats de nos recherches physiologiques et de nos recherches thérapeutiques sont synthétisés à la fin de ce court mémoire. Ils confirment la proposition suivante émise par M. Albert Robin, dans son rapport à l'Académie de 1891 sur les Eaux minérales de la France :

" L'action causée sur la nutrition élémentaire par un médicament est la règle la plus sûre qui puisse dicter ses indications et ses contre-indications, et les exemples sont nombreux qui démontrent que quand on connaît à fond l'effet d'un agent médicamenteux sur les échanges, on peut pressentir d'une façon presque certaine toute l'étendue de ses applications thérapeutiques. „

C'est ce principe qui nous a permis de trouver de nouvelles indications au traitement méthodique avec les Eaux d'Evian : dans l'hypoazoturie absolue et dans l'hypoazoturie relative : dans les dyspnées des artérioscléreux et dans la réduction et dans l'élimination imparfaite de l'acide urique et des corps voisins : dans l'élimination irrégulière des chlorures et dans l'osmose irrégulière : dans les dépressions nutritives de la neurasthénie, du surmenage et dans les auto-intoxications : dans l'insuffisance des organes réducteurs, foie, reins, cerveau, muscles, nerfs, épithéliums et dans les réductions ralenties de l'oxyhémoglobine : dans les maladies cardiaques artérielles et dans les maladies cardiaques valvulaires quand elles se compliquent d'insuffisance rénale, d'insuffisance hépatique et d'osmose ralentie. L'action réductrice qu'elles exercent sur l'acide urique et les corps voisins les indiquent tout spécialement dans toutes les formes de la goutte. Cette action réductrice est nettement démontrée dans le court mémoire que nous soumettons à la bienveillante attention du lecteur, après lui avoir dit ce que doit être un traitement méthodique d'Evian.

Toutes nos études ont été faites avec les Eaux de la Source Cachat. Nous avons utilisé de préférence les Eaux de cette source, parce qu'une expérience séculaire nous mettait à l'abri des incertitudes et des tâtonnements qu'entraînent des recherches faites avec les eaux de sources qui n'ont point encore à leur acquis la démonstration clinique. Une très grande analogie de composition n'est pas toujours la preuve d'une identité absolue d'effets.

PREMIÈRE PARTIE

LE TRAITEMENT D'EVIAN
Conditions physiologiques de ses effets thérapeutiques

A quelles conditions le traitement d'Evian réalise-t-il la totalité de ses effets ?

Les effets thérapeutiques des Eaux d'Evian sont sous la dépendance des trois faits physiologiques suivants : 1° absorption rapide de l'eau par les voies digestives ; 2° rapide osmose de l'eau à travers l'organisme ; 3° rapide et totale élimination de l'eau par les reins.

Si ces trois actions physiologiques ne sont pas réalisées par l'organisme, le traitement reste sans effets thérapeutiques.

Les effets des Eaux d'Evian sont-ils sous la dépendance de la quantité d'eau bue ?

Tant que la question de l'action interne des Eaux d'Evian est restée sans solution, on a pu, en s'appuyant sur de simples prévisions théoriques, légitimement croire que la masse d'eau jouait dans le traitement d'Evian le rôle fondamental. Aujourd'hui nous connaissons cette action intime, et les conditions expérimentales de cette action. Continuer à affirmer que, dans le traitement d'Evian, c'est à la masse d'eau employée que revient le rôle thérapeutique ce serait soutenir une erreur. On réalise tous les effets thérapeutiques du traitement d'Evian avec des quantités d'eau modérées. Des quantités moyennes d'un litre à un litre et quart, prises par doses espacées, le matin, avant toute alimentation, suffisent généralement à la réalisation de tous les effets thérapeutiques, si, comme nous l'avons dit plus haut, la totalité des effets physiologiques s'est manifestée.

Il est rarement utile de dépasser les doses maxima de 1500 centimètres cubes.

Les trois actes physiologiques : rapide absorption, rapide circulation osmotique, rapide élimination rénale, se réalisent-ils nécessairement toutes les fois que l'on prend, le matin avant toute alimentation, une certaine quantité d'eau d'Evian ?

Si l'organisme est en état physiologique parfait, ces trois actes physiologiques se manifestent dès le premier jour.

Si, au contraire, l'organisme est malade, une préparation des organes et des cellules par entraînement progressif est nécessaire à leur réalisation. Sans cet entraînement, non seulement le traitement reste sans effet, mais il peut provoquer des complications pathologiques.

Si les voies digestives ne sont pas préparées à l'absorption, les eaux provoquent des troubles digestifs : embarras gastrique et diarrhée. Ces troubles ne sont pas toujours sous la dépendance de la même cause. Chez les uns, l'eau [n'est pas absorbée parce que leur estomac ne vide pas son contenu dans l'intestin grêle ; chez les autres, parce que le foie est congestionné et tout le système porte atteint de stase veineuse ; chez d'autres encore, parce que le système nerveux viscéral est atteint d'insuffisance fonctionnelle. Un examen attentif du malade par le médecin permettra seul de dire à laquelle de ces causes tient la non-absorption rapide de l'Eau d'Evian par les voies digestives. D'autres causes encore peuvent rendre difficile cette absorption : nous n'énumérons ici que les causes les plus communes.

Si les reins ne sont pas préparés à l'élimination, l'Eau d'Evian prise en trop grande quantité les congestionne, la sécrétion urinaire diminue, et du sang même apparaît dans les urines. C'est une très grosse erreur physiologique de croire qu'on peut mécaniquement forcer la barrière rénale. Si le rein est atteint d'insuffisance fonctionnelle, il faut traiter cette insuffisance comme on traite toutes les autres insuffisances : par le repos, par l'entraînement progressif, par des dérivations compensatrices, etc. Ce n'est qu'après que ces traitements préalables auront été mis en pratique que la cure d'Evian réalisera tous ses bienfaisants résultats thérapeutiques.

Si la circulation osmotique des cellules n'est pas suffisamment préparée par un entraînement progressif à la suractivité fonctionnelle, qui est une des conditions du succès du traitement par les Eaux d'Evian, l'organisme ne se débarrasse pas de la totalité de l'eau absorbée ; le chimisme intra-organique au lieu de tendre vers le fonctionnement physiologique se pervertit. Le traitement cesse d'être utile. Le malade maigrit, et il maigrit par perturbation pathologique. Ces effets pathologiques ne doivent pas être mis sur le compte des Eaux. Leur raison d'être est tout entière dans la manière vicieuse d'appliquer le traitement.

*

La préparation d'un organisme à la réalisation des trois effets physiologiques des Eaux d'Evian : rapide absorption, rapide osmose intra-organique et rapide élimination rénale, est quelquefois lente. Il m'est arrivé bien des fois d'avoir à entraîner l'organisme pendant plus de 15 jours, avant de le trouver dans les conditions voulues pour que le traitement d'Evian pût commencer à réaliser ses effets thérapeutiques. Chez ces malades le séjour à Evian dut être prolongé bien au-delà des 20 à 22 jours théoriques.

On ne peut jamais dire de prime abord quelle sera la durée d'un traitement thermal. On fixera cette durée, à Evian, par la constatation des effets physiologiques et des effets thérapeutiques que nous avons appris à reconnaître, en étudiant l'action interne de leurs eaux.

Une cause qui entrave l'activité osmotique des cellules de notre organisme, c'est le mode d'être de la tension artérielle. Une tension trop faible, et une tension trop élevée peuvent altérer le mode fonctionnel physiologique de l'osmose cellulaire. Ce n'est que lorsque les irrégularités des tensions artérielles auront été guéries que les Eaux d'Evian réaliseront la totalité de leurs effets. Le médecin doit encore ici intervenir.

Son intervention ne sera pas seulement utile, elle sera nécessaire pour prévenir des complications cardiaques : arythmies, accélération du pouls, menace de dilatation, etc.; et des complications cérébrales, congestions et même hémorragies, si le système artériel est atteint d'artério-sclérose avec anévrismes miliaires.

Tant qu'on ne soignait à Evian que des personnes peu malades, la surveillance médicale du traitement était de peu d'utilité. Aujourd'hui on y traite et on y

traite avec succès, des malades. Tout malade voulant
à la fois éviter tout accident, et tirer du traitement
tous les effets bienfaisants dont il est capable, doit ne
rien laisser au hasard, et ne plus se contenter de croire
qu'il aura régulièrement fait un traitement d'Evian
parce que pendant 20 jours consécutifs il aura bu une
quantité fantastique d'eau.

DEUXIÈME PARTIE

L'ACTION DE L'EAU D'EVIAN (SOURCE CACHAT)

SUR

L'ACIDE URIQUE ET LES CORPS VOISINS

Le traitement méthodique par les Eaux d'Evian exerce une action réductrice sur l'acide urique et les corps voisins.

On devine que cet effet doit être si on a présentes à l'esprit les connaissances acquises sur les effets de ces Eaux (1).

Dans le premier chapitre, nous allons résumer ces connaissances. L'exposé de nos recherches sur l'action du traitement par l'Eau d'Evian (Source Cachat) sur l'acide urique et les corps voisins qui est l'objet principal de cette seconde partie, et qui sera le sujet du second chapitre, y gagnera en clarté et en simplicité.

---

(1) F. Chiaïs, *Eaux d'Evian [et Arthritisme*. Action curative des Eaux d'Evian dans les perversions nutritives des arthritiques caractérisées par de l'hypoazoturie ou du déséquilibre urinaire. Paris, G. Masson, 1890.

CHAPITRE I

L'action des Eaux d'Evian sur les fonctions anaérobies et sur les fonctions aérobies des cellules.

1° Les Eaux d'Evian, méthodiquement prises, agissent sur toutes les cellules en activant les forces moléculaires qui sont incessamment en activité dans les organismes vivants. La suractivité des forces moléculaires se constate dans la diffusion intense de ces eaux, dans l'endosmose et l'exosmose rapides qu'elles provoquent et dont la mise en fonction se révèle dans le fait de la rapide élimination des eaux par la sécrétion rénale (1). C'est à cet effet que la suractivité des vies ce ulaires se trouve liée (2).

2° Les cellules soumises à l'action des Eaux d'Evian se débarrassent mieux des résidus de leur nutrition par effet de la suractivité de la vie cellulaire. Pendant la cure, la diurèse des solides se continue, très souvent, plus active qu'avant le traitement, après que l'eau a été complétement éliminée.

3° La suractivité de la vie cellulaire a pour consé-

---

(1) F. Chiaïs, *Eaux d'Evian et Arthritisme*, page 89. Paris, G. Masson, 1890.

(2) F. Chiaïs, *Les Eaux d'Evian dans l'arthritisme, la neurasthénie, la goutte*, pages 25 à 30. Paris, Société d'éditions scientifiques, 1896.

quence une consommation plus grande d'albuminoïdes. Au début du traitement tous les produits excrémentitiels urinaires augmentent; un peu plus tard, l'urée urinaire augmente proportionnellement plus que les autres matériaux urinaires solides (1).

Cette augmentation de l'urée prouve qu'il y a suractivité de la vie anaérobie des cellules.

Monsieur le professeur Armand Gautier nous a appris que l'urée provient surtout du dédoublement des matières albuminoïdes par hydratation simple et avant tout oxydation. " Le dédoublement anaérobie des cellules, dit-il (2), fait passer la presque totalité de l'azote à l'état de carbonate d'ammoniaque, et l'on sait que dans l'économie ce sel est apte à se changer en urée par hydratation. „

La méthode d'Ehrlich qui consiste à faire pénétrer dans le sang durant la vie, à l'état de sels de soude solubles le bleu d'alizarine ou celui de céruléine, substances très colorées, mais aptes en s'unissant à l'hydrogène à devenir des corps incolores, démontre que les milieux essentiellement réducteurs pendant la vie sont les parties blanches du cerveau, de la moelle et des nerfs, les muscles, les cartilages, le foie, la partie corticale des reins, le parenchyme pulmonaire. Les coupes du foie sont tout à fait exemptes de bleu au microscope sauf sur la lumière des canaux biliaires (3).

Or le foie est le principal agent de la formation de l'urée.

Ce fait est scientifiquement établi depuis les expé-

(1) F. Chiaïs, *Eaux d'Evian et Arthritisme*, page 86. Paris, G. Masson, 1890.

(2) Armand Gautier, *Traité de Chimie*, tome III, page 774.

(3) Armand Gautier, *La Chimie de la cellule vivante*, page 89.

riences de Meissner (1), Cyon (2), Frerichs (3), Parkes (4), etc. Monsieur le professeur Brouardel en a donné la démonstration clinique dans son travail portant pour titre *L'Urée et le Foie* (5). Monsieur le professeur Ch. Richet en a fourni la démonstration physiologique dans une note présentée à l'Académie des Sciences (6) que Monsieur le professeur Armand Gautier résume dans sa chimie de la cellule vivante de la manière suivante : " Ch. Richet vient de démontrer directement que le foie extrait de l'animal encore vivant et rendu aseptique, plongé dans la parafine fondue et abandonné à lui-même, produit directement de l'urée par fermentation à l'abri de tout microbe et de l'oxygène libre. C'est là, ajoute Monsieur le professeur Armand Gautier, une importante démonstration de la thèse que nous soutenons depuis longtemps, que la majeure partie de l'urée dérive non d'une oxydation, mais d'une fermentation qui hydrate les albuminoïdes (7). „

4° L'effet de suractivité ne se porte pas seulement sur les propriétés réductrices des tissus, il se porte aussi sur les propriétés oxydantes. La vie aérobie des cellules est, en effet, également stimulée par le traite-

---

(1) Meissner, *Jahresbericht für* 1864, page 386. Cité par Brouardel.

(2) Cyon, *Schmidt's Jarb.*, 1871, t. CLII, page 12. Cité par Brouardel.

(3) Frerichs, *Maladies du foie* (trad. franç.), 2ᵉ éd. 1866. Cité par Brouardel.

(4) Parkes, *The Lancet*, 1871, page 467. Cité par Brouardel.

(5) Brouardel, *L'Urée et le Foie*. Paris, G. Masson, 1877.

(6) Comptes rendus de l'Académie des Sciences, t. CXIII, p. 1125.

(7) Armand Gautier, *La Chimie de la cellule vivante,* pages 73 à 79.

ment méthodique par les Eaux d'Evian. Ce qui nous
le démontre, c'est l'examen direct de la réduction de
l'oxyhémoglobine à travers l'ongle du pouce. La réduction de l'oxyhémoglobine est plus rapide pendant le
traitement méthodique par les Eaux d'Evian que dans
les conditions physiologiques de la nutrition.

L'étude de la réduction sous-unguéale de l'oxyhémoglobine a été faite avant, pendant et après le traitement méthodique par les Eaux d'Evian. L'examen a
été pratiqué, à l'aide de l'hématospectroscope à vision
directe, en se conformant à la méthode du Dr Henoc-
que (1). Le moment, en cours de traitement, qui permet
de saisir avec le plus de netteté l'action des Eaux
d'Evian sur l'activité réductrice des tissus est celui où
se réalise la rapide élimination de l'eau par la sécrétion urinaire (2). On voit alors sous l'ongle du pouce
l'oxyhémoglobine disparaître en 30 à 35 secondes. La
puissance réductrice des cellules pour l'oxyhémoglobine
est doublée du fait de la rapide circulation des Eaux
d'Evian à travers les éléments de nos tissus : en effet,
pendant le fonctionnement physiologique des tissus,
l'oxyhémoglobine ne disparaît dans les mêmes conditions qu'en 70 secondes (Hénocque) (3).

5° Le retour de la réduction de l'oxyhémoglobine à
l'activité physiologique ne se fait pas instantanément :
après l'élimination urinaire de l'eau, l'activité réductrice des tissus pour l'oxyhémoglobine reste plus intense qu'au normal, et elle se maintient encore au-

---

(1) Hénocque, *Spectroscopie biologique,* p. 160 à 166. Paris,
G. Masson.

(2) F. Chiaïs, *L'action intime des Eaux d'Evian.* Paris, Société
d'éditions scientifiques.

(3) Hénocque, *ibid.,* p. 168,

**⁂

dessus du normal quelque temps après que le traitement a été suspendu.

Ce sont les suractivités de la vie cellulaire, que les
faits que nous venons de rappeler établissent très nettement, qui sont la raison de l'action réductrice que le
traitement méthodique avec les Eaux d'Evian de la
Source Cachat exerce sur l'acide urique et les corps
voisins.

CHAPITRE II

L'action réductrice de l'Eau d'Evian (Source Cachat) sur l'acide urique et les corps voisins.

En milieu réducteur les composés uriques, xanthiques et créatiniques donnent naissance à de l'urée. " Il est incontestable, dit Armand Gautier (1), que les dédoublements par hydratation des composés uriques, xanthiques et créatiniques peuvent donner naissance à de l'urée „. L'acide urique se dédouble par simple hydratation en acide dialurique et en urée, et l'acide dialurique donne à son tour en s'hydratant de l'urée et de l'acide tartronique (2).

Nous avons étudié les effets des Eaux d'Evian sur l'acide urique par le procédé de Heintz (3) basé sur la précipitation de cet acide par l'acide chlorhydrique. Les effets de ces eaux sur l'acide urique et les corps voisins ont été déterminés par le procédé volumétrique de Haycraft-Deroide simplifié par Denigès qui repose sur la précipitation de ces divers corps au moyen du nitrate d'argent ammoniacal.

---

(1) Armand Gautier, *Traité de Chimie,* tome III, page 774, Paris.

(2) Armand Gautier, *Traité de Chimie,* tome III, page 210, Paris.

(3) Camille Vieillard, *L'urine humaine,* page 188. Paris, Soc. d'édit. scient., 1897.

Les déterminations analytiques qui servent de base au présent travail ont été faites, devant nous, par Monsieur Guérin, pharmacien de 1re classe à Evian, ancien pharmacien adjoint des Hôpitaux de Lyon. Il est de notre devoir de le remercier du concours qu'il nous a prêté.

La précipitation de l'acide urique par l'acide chlorhydrique nous avait, en 1889, conduit aux deux conclusions suivantes :

" Sous l'influence du traitement par les Eaux d'Evian l'acide urique urinaire augmente tout d'abord, puis il diminue, tombe quantitativement au-dessous du taux normal et quelquefois disparaît complètement des urines (1).

" Au moment de l'élimination de l'eau par la sécrétion urinaire l'acide urique est plus complètement réduit qu'il ne l'est dans les périodes qui séparent les éliminations de l'eau : la méthode par précipitation nous démontre que l'acide urique est, presque toujours, complètement réduit pendant l'élimination active de l'eau. „

Des liens étroits relient chimiquement et physiologiquement l'acide urique avec les bases xanthiques. Physiologiquement les bases xanthiques se forment dans l'organisme en même temps que l'acide urique. Chimiquement l'acide urique se change en xanthine sous l'influence de l'hydrogène naissant.

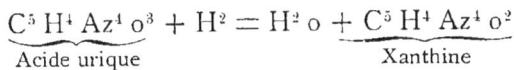

$$\underbrace{C^5\,H^4\,Az^4\,o^3}_{\text{Acide urique}} + H^2 = H^2o + \underbrace{C^5\,H^4\,Az^4\,o^2}_{\text{Xanthine}}$$

(1) F. Chiaïs, *Eaux d'Evian et arthritisme,* page 86.

Des liens étroits relient l'aide urique à l'urée. " Si l'on fait bouillir longtemps l'acide urique avec de l'eau, il se dédouble en un acide uréique nouveau, l'acide dialurique, et en urée (1). „

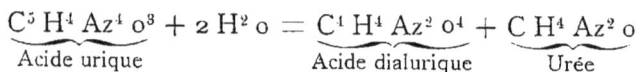

$$\underbrace{C^5\,H^4\,Az^4\,o^3}_{\text{Acide urique}} + 2\,H^2\,o = \underbrace{C^4\,H^4\,Az^2\,o^4}_{\text{Acide dialurique}} + \underbrace{C\,H^4\,Az^2\,o}_{\text{Urée}}$$

Ce double ordre de faits chimiques rendait possible deux hypothèses pour expliquer l'action que le traitement méthodique avec les Eaux d'Evian exerce sur l'acide urique.

Première hypothèse : L'acide urique est transformé en xanthine.

Deuxième hypothèse : L'acide urique est transformé en acides uriques nouveaux et en urée.

Le procédé de Haycraft-Deroide modifié par Denigès (2) fait le dosage simultané de l'acide urique et des corps voisins. Si la première hypothèse est vraie, c'est-à-dire si l'acide urique se transforme en xanthine, la somme totale des corps précipités par le nitrate d'argent ammoniacal ne doit pas diminuer ; si c'est au contraire la seconde hypothèse qui se réalise, le traitement doit nous permettre de constater une diminution de l'acide urique et des corps voisins, car ces corps voisins sont transformables en urée sinon en totalité, tout au moins partiellement quand le milieu est réducteur.

---

(1) Armand Gautier, *Traité de chimie,* tome III, page 207. Paris, 1892, lib. Savy.

(2) G. Denigès, *Dosage rapide des composés xantho-uriques de l'urine.* Bulletin de la Société chimique de Paris, 5 mars 1894, pages 226 à 230.

" Les dérivés par dédoublement et oxydation de la
série xanthique : xanthine, sarcine, guanide, adénine et
analogues, sont les mêmes, nous enseigne Monsieur le
professeur Armand Gautier (1) que ceux de la série
urique : urée, acides oxalurique, mésoxalique, oxali-
que, acide carbonique et eau „.

Sur les indications données par le procédé de Haycraft-Déroide, voici ce que nous enseigne Camille Vieillard dans son excellente étude sur l'urine humaine :
" Avec des dissolutions d'acide urique pur, la méthode
de Haycraft-Déroide donne des résultats très exacts et
comparables à ceux fournis par la méthode de Sal-
kowski : avec l'urine, au contraire, les chiffres obtenus
par la méthode volumétrique sont toujours sensible-
ment plus élevés que ceux fournis par la pesée. D'après
Haycraft-Deroide cela viendrait de ce que, dans l'urine,
d'autres substances que l'acide urique, appartenant au
même groupe chimique, précipitaient également l'argent. Aussi le professeur Déroide propose-t-il avec
raison d'exprimer les résultats de ce dosage sous cette
rubrique : *Acide urique et corps voisins.* Ces corps voisins seraient en particulier la xanthine, l'hypoxanthine,
les matières colorantes, etc. La méthode de Salkowski-
Ludwig resterait donc la vraie méthode exacte et
scientifique donnant *l'acide urique vrai,* tandis que celle
de Haycraft-Déroide donne en même temps l'ensemble
des corps xanthiques et peut-être d'autres substances
encore. D'après Déroide, sur 100 d'acide urique il y
en a en moyenne 22,3 de corps xanthiques.

---

(1) Armand Gautier, *Traité de chimie,* tome III, page 771. Paris,
1892, F. Savy.

" Au point de vue chimique, cette remarque n'enlève rien de sa valeur à la méthode de Haycraft, tout au contraire : il est en effet très intéressant pour l'interprétation de l'analyse de connaître non seulement le poids absolu de l'acide urique préformé, mais aussi celui des substances qui, par leur parenté chimique avec cet acide, ont une signification pathologique de même nature.

" C'est même, à certains égards, ce qui nous fait donner la préférence, ajoute Camille Vieillard, à la méthode de Déroide sur les autres, et ce qui rend particulièrement intéressante l'étude des rapports de l'acide urique à l'urée, ces rapports deviennent ainsi superposables à ceux de l'azote total et de l'azote de l'urée „ (1).

Le procédé de Denigès donne les mêmes résultats que le procédé Haycraft-Déroide (2).

Le procédé de Haycraft-Déroide et le procédé de Denigès échappent au reproche d'inexactitude que l'on fait au procédé encore aujourd'hui classique de la précipitation de l'acide urique par l'acide chlorhydrique (3).

Si le procédé de Denigès confirme nos conclusions sur la réduction de l'acide urique par le traitement méthodique avec les Eaux d'Evian déduites du procédé

(1) Camille Vieillard, *L'urine humaine*, pages 192 à 194. Paris, 1897, Soc. d'édit. scientif. Pour la préparation des liqueurs titrées et pour le manuel opératoire du procédé Haycraft-Déroide, voir l'ouvrage ci-dessus, pages 189 à 192.

(2) Denigès, *Dosage rapide des composés xantho-uriques de l'urine*. Ibid., page 229.

(3) Déroide, *Sur le dosage de l'acide urique*. Thèse de Lille, 1891, cité par C. Vieillard.

de la précipitation, nos recherches acquerront une précision presque mathématique et la théorie vitale de l'action des Eaux d'Evian sur la vie cellulaire aura trouvé une confirmation éclatante (1).

Passons à l'exposé des faits, et voyons les résultats donnés par les analyses.

PREMIÈRE OBSERVATION

DIABÉTIQUE.

Au début du traitement (24 juin).

Il rend par 24 heures 73 grammes de solides urinaires.

Le sucre entre dans la masse totale des solides pour la somme de 15 gr. 18.

Urée 15 gr. 71.

La somme totale d'acide urique et corps voisins est de 2 gr. 50.

Vers la fin du traitement (8 juillet).

La somme totale des solides urinaires est de 56 gr.

Le sucre entre dans cette masse totale des solides urinaires pour la somme de 9 gr. 23.

Urée 15 gr. 37.

---

(1) *Nota.* Voici quel est le jugement de Camille Vieillard sur la valeur du procédé de dosage de l'acide urique par l'acide chlorhydrique : " Le premier et le plus grave des nombreux inconvénients qu'il présente est son défaut d'exactitude. Il est vrai qu'on a cherché à y remédier en adoptant un coefficient de correction qui est pour chaque 100 c. c. de liquide (filtrat et eau de lavage).

La somme totale d'acide urique et corps voisins est de o gr. 86.

DEUXIÈME OBSERVATION

DIABÉTIQUE.

Au début du traitement (7 juillet).

La somme totale des solides urinaires est, dans les 24 heures, de 72 gr. 26.

Le sucre est représenté dans cette masse totale de solides par 18 gr. 2.

Urée 26 gr. 76.

La somme totale d'acide urique et corps voisins est de o gr. 990.

Vers la fin du traitement (24 juillet).

La somme totale des solides urinaires est de 97 gr. 89.

La quantité de sucre qui entre dans cette masse totale de solides urinaires est de 25 gr. 48.

Urée 30 gr. 8.

D'après Zabelin de 0,0045.

D'après Schwanert de 0,0048.

Yvon et la plupart des auteurs français adoptent le coefficient de Zabelin, mais le professeur Déroide a montré que l'emploi de ce coefficient ne suffisait pas à supprimer l'erreur et que de plus il était très variable suivant la nature de chaque urine.

La méthode de Heintz a de plus l'inconvénient d'exiger un temps très long pour la précipitation de l'acide urique (deux ou trois jours environ), encore cette précipitation reste-t-elle toujours incomplète et parfois même elle est encore absolument nulle au bout de 48 heures. Il faut donc, comme le conseille Déroide, rejeter le procédé de Heintz malgré la faveur dont il jouit et recourir à une autre méthode „.

La somme totale d'acide urique et corps voisins est de o gr. 705.

TROISIÈME OBSERVATION

NEURASTHÉNIQUE AVEC ATONIE GASTRIQUE.

Au début du traitement (10 juillet).

La personne qui va se soumettre au traitement mé-thodique par les Eaux d'Evian rend par les reins, dans les 24 heures, au début du traitement, 27 gr. 60 de solides urinaires avec 14 gr. 50 d'urée.

La somme totale d'acide urique et corps voisins est de o gr. 567.

10 jours plus tard.

La somme totale de solides urinaires des 24 heures est de 48 gr. 05 avec 21 gr. 09 d'urée.

La somme totale d'acide urique et corps voisins est de o gr. 63.

QUATRIÈME OBSERVATION

ATONIE GASTRO-INTESTINALE ET FAIBLE TENSION CIRCULATOIRE.

Au début du traitement (17 juillet).

La somme totale des solides urinaires des 24 heures est de 40 gr. 19 avec 16 gr. 38 d'urée.

La somme totale d'acide urique et corps voisins est de o gr. 507.

Vers la fin du traitement (31 juillet).

La somme totale des solides urinaires des 24 heures est de 41 gr. 94 avec 16 gr. 50 d'urée.

La somme totale d'acide urique et corps voisins est de 0 gr. 21.

CINQUIÈME OBSERVATION

COLIQUES NÉPHRÉTIQUES, CYSTITE LÉGÈRE, AFFAIBLISSEMENT NERVEUX, DIGESTIONS LENTES ET DOULOUREUSES.

Au début du traitement.

La somme totale des solides urinaires est de 57 gr. 33 pour les 24 heures, avec 26 gr. 70 d'urée.

La somme totale d'acide urique et corps voisins est de 1 gr. 46.

7 jours plus tard.

La somme totale des solides urinaires est de 43 gr. 04 avec 16 gr. 75 d'urée.

La somme totale d'acide urique et corps voisins est de 0 gr. 668.

La méthode par précipitation ne donne pas de quantité dosable d'acide urique.

SIXIÈME OBSERVATION

AMAIGRISSEMENT RAPIDE, DÉPRESSION NERVEUSE CONSIDÉRABLE, INSOMNIE ET CONSTIPATION.

Nous avons fait faire trois dosages chez ce malade. Il a continué son traitement pendant 35 jours.

Au début du traitement (24 juillet).

La somme totale des solides urinaires est, pour les 24 heures, de 52 gr. 84 avec 25 gr. 30 d'urée.

La somme totale d'acide urique et corps voisins est de o gr. 94.

Le 8 août.

La somme totale des solides urinaires est, pour les 24 heures, de 55 gr. 92 avec 25 gr. 09 d'urée.

La somme totale d'acide urique et corps voisins est de 1 gr. 50.

A la fin du traitement (24 août).

La somme totale des solides urinaires est de 64 gr. 30, avec 22 gr. 7 d'urée.

La somme totale d'acide urique et corps voisins est de o gr. 73.

La précipitation par l'acide chlorhydrique donne o gr. 70.

SEPTIÈME OBSERVATION

ASTHMATIQUE AVEC INSUFFISANCE RÉNALE INTERMITTENTE.

Au début du traitement (28 juillet).

La somme totale des solides urinaires est de 36 gr. 36 avec 14 gr. 85 d'urée.

La somme totale d'acide urique et corps voisins est de o gr. 63.

9 jours plus tard (5 août).

La somme totale des solides urinaires des 24 heures est de 31 gr. 45 avec 15 gr. 75 d'urée.

La somme totale d'acide urique et corps voisins est de 0 gr. 930.

Vers la fin du traitement (14 août).

La somme totale des solides urinaires est de 49 gr. 75 avec 15 gr. 81 d'urée.

La somme totale d'acide urique et corps voisins est de 0 gr. 380.

La précipitation par l'acide chlorhydrique donne 0 gr. 348.

HUITIÈME OBSERVATION

COLIQUES NÉPHRÉTIQUES SANS AUTRES SYMPTÔMES PATHOLOGIQUES.

Au début du traitement (5 août).

La somme totale des solides urinaires des 24 heures est de 49 gr. 90 avec 22 gr. 95 d'urée.

La somme d'acide urique donnée par la précipitation avec l'acide chlorhydrique est de 0 gr. 285.

Vers le milieu du traitement.

La somme totale des solides urinaires des 24 heures est de 59 gr. 27 avec 31 gr. 8 d'urée.

La méthode par précipitation donne comme acide urique 0 gr. 508.

La somme totale d'acide urique et corps voisins est de 1 gr. 113.

Il n'a pas été possible de faire des dosages à la fin du traitement.

NEUVIÈME OBSERVATION

NEURASTHÉNIE AVEC DYSPEPSIE, VOMISSEMENTS ALIMENTAIRES FRÉQUENTS, AMAIGRISSEMENT ACCENTUÉ, FAIBLE TENSION CIRCULATOIRE.

Après 10 jours de traitement (14 août).

La somme totale des solides urinaires des 24 heures est de 32 gr. 62 avec 14 gr. 75 d'urée.

La somme totale d'acide urique et corps voisins est de 0 gr. 441.

Vers la fin du traitement.

La somme totale des solides urinaires est de 34 gr. 40 avec 13 gr. 27 d'urée.

La somme totale d'acide urique et corps voisins est de 0 gr. 284.

DIXIÈME OBSERVATION

ARTÉRIO-SCLÉROSE AVEC HYPERTENSION ET LÉGÈRE ALBUMINURIE.

0 gr. 37 d'albumine dans les 24 heures.

Au début du traitement (20 août).

La somme totale des solides urinaires des 24 heures est de 51 gr. 07 avec 21 gr. 23 d'urée.

La somme totale d'acide urique et corps voisins est de o gr. 920.

La précipitation par l'acide chlorhydrique donne o gr. 735 d'acide urique pour les 24 heures.

Vers le milieu du traitement (2 septembre).

La somme totale des solides urinaires rendus dans les 24 heures est de 54 gr. 24 avec 19 gr. 88 d'urée.

La somme totale d'acide urique et corps voisins est de o gr. 977.

Par précipitation avec l'acide chlorhydrique on obtient o gr. 376 d'acide urique.

Il n'a pas été fait de dosages à la fin du traitement.

ONZIÈME OBSERVATION

SCLÉROSE HÉPATIQUE COMMENÇANTE AVEC LÉGÈRE ASCITE.

Au début du traitement (23 août).

La somme totale des solides urinaires des 24 heures est de 54 gr. avec 24 gr. 82 d'urée.

La somme totale d'acide urique et corps voisins est de o gr. 828.

Vers la fin du traitement (6 septembre).

La somme totale des solides urinaires des 24 heures est de 66 gr. avec 29 gr. 90 d'urée.

La somme totale d'acide urique et corps voisins est de 1 gr. 038.

DOUZIÈME OBSERVATION

ARTÉRIO-SCLÉROSE AVEC HYPERTENSION, ALBUMINURIE
ET LÉGER DIABÈTE.

La tension artérielle est de 22 cent. de mercure.
Albumine par 24 heures 2 gr. 07.
Sucre 13 gr. 8.

Au début du traitement (25 août).

La somme totale des solides urinaires est de 92 gr. 45
avec 34 gr. 10 d'urée.
La somme totale d'acide urique et corps voisins est
de 1 gr. 299.
Par précipitation on obtient comme total d'acide
urique des 24 heures 0 gr. 560.

6 jours après (1er septembre).

La somme totale des solides urinaires des 24 heures
est de 68 gr. 56 avec 29 gr. 50 d'urée.
Albumine 2 gr. 21.
Sucre 4 gr. 04.
La somme totale d'acide urique et corps voisins est
de 1 gr. 19.
Par précipitation avec l'acide chlorhydrique on ob-
tient 0 gr. 539 d'acide urique.

A la fin du traitement (9 septembre).

La somme totale des solides urinaires des 24 heures
est de 66 gr. 40 avec 32 gr. 77 d'urée.
Albumine 1 gr. 14.
Sucre 4 gr. 90.

La somme totale d'acide urique et corps voisins est de 1 gr. 21.

La précipitation de l'acide urique par l'acide chlorhydrique donne 0 gr. 342.

———————————

Présentons dans un tableau d'ensemble les résultats numériques. Le rapprochement des chiffres facilitera la démonstration de l'action réductrice du traitement méthodique avec les Eaux de la Source Cachat, sur l'acide urique et les corps voisins.

———————————

	SOLIDES		URÉE		A. Ur. C. V.	
	D. du t.	F. du t.	D. du t.	F. du t.	D. du t.	F. du t.
1re *Observation.* — Diabétique.	75.00	56.00	16.71	15.37	2.50	0.86
2e *Observation.* — Diabétique.	72.26	97.80	26.76	30.80	0.799	0.705
3° *Observation.* — Neurasthénie avec dyspepsie............	27.60	48.05	14.50	21.09	0.567	0.63
4° *Observation.* — Atonie gastro-intestinale.............	40.19	41.94	16.38	16.50	0.507	0.21
5e *Observation.* — Coliques néphrétiques...............	57.33	43.4	26.70	16.75	1.490	0.668
6° *Observation.* — Neurasthénie avec amaigrissement rapide.	52.84	64.30	27.30	22.70	0.940	0.73
7e *Observation.* — Asthmatique arthritique...............	36.36	49.75	14.85	15.81	0.63	0.38
8e *Observation.* — Coliques néphrétiques...............	49.40	59.27	22.95	31.8	par précip. 0.285	0.568 Deuigès
9e *Observation.* — Neurasthénie avec dyspepsie et vomissements....................	32.62	34.40	14.75	15.27	0.441	0.284
10e *Observation.* — Artério-sclérose avec légère albuminurie.	51.07	54.24	21.23	19.88	0 920	0.977
11e *Observation.* — Sclérose hépatique au début avec ascite.	54.00	66.40	24.82	29.90	0.828	1.038
12e *Observation.* — Artério-sclérose avec albuminurie et diabète.............	92.42	60.42	34.10	32.77	1.299	1.210

La moyenne des onze observations dont l'acide urique et les corps voisins ont été dosés au début et à la
fin du traitement par le procédé volumétrique de Haycraft-Déroide simplifié par Denigés est, pour l'ensemble
de ces divers produits :

Au début du traitement de o gr. 990.

A la fin du traitement de o gr. 699.

L'effet réducteur réalisé par le traitement méthodique avec les Eaux de la Source Cachat sur l'acide
urique et les corps voisins ressort réel et évident du
rapprochement de ces chiffres.

Notons que l'effet réducteur se réalise et lorsqu'il
y a diabète et lorsqu'il y a albuminurie et même quand
l'albuminurie et le diabète se trouvent associés.

TROISIÈME PARTIE

SYNTHÈSE PHYSIOLOGIQUE
ET CLINIQUE

Propriétés. — Composition. — Effets.
Contre-indications. — Indications.

Evian-les-Bains possède une série de sources minérales qui présentent entre elles la plus grande analogie de composition chimique et de thermalité : toutes sont à faible minéralisation et toutes sont froides. Les sources utilisées sur place, pour l'usage externe et pour l'usage interne, sont, dans l'ordre de leur importance : la Source Cachat, la source Bonnevie, la source Guillot, la source des Cordeliers, la source de Clermont. C'est la Source Cachat qui a appelé l'attention des médecins sur Evian; elle reste, jusqu'à présent, la mieux étudiée et au point de vue physiologique et au point de vue thérapeutique.

PROPRIÉTÉS — COMPOSITION — MODE D'EMPLOI

Propriétés physiques.—L'eau de toutes les sources est claire, limpide, incolore, inodore, sans goût, d'une très agréable fraîcheur. Leur température oscille entre 11 et 12 degrés centigrades. Elles sont fortement aérées ;

cette aération se traduit par le dégagement de bulles
de grosseur moyenne et par des bulles plus petites.
Les bulles de grosseur moyenne se dégagent en quelques secondes, les petites bulles ne se dégagent que
très lentement. Les unes et les autres sont formées
par un mélange d'oxygène, d'azote et d'acide carbonique.

Composition chimique. — Un litre d'eau d'Evian ne
contient que o gr. 4247 de composants chimiques. Dans
le groupement théorique, le bicarbonate de chaux représente plus de la moitié de la masse totale (o gr. 2822);
les sels de magnésie en forment plus du cinquième
(o gr. 1244). Dans une classification chimique il faudrait
les mettre parmi les eaux minérales bicarbonatées cal-
ciques et magnésiennes froides. Mais dans les effets
des Eaux d'Evian la minéralisation n'est, spécifique-
ment, ni la cause de l'action physiologique, ni la cause
des actions thérapeutiques ; elle en est simplement la
condition. Les propriétés des Eaux d'Evian sont toutes
sous la dépendance de la suractivité des mouvements
osmotiques ; elles n'agissent ni par ce qu'elles appor-
tent, ni par ce qu'elles emportent : elles agissent par
les mouvements cellulaires et intercellulaires qu'elles
provoquent. L'osmose réalise son maximum de vitesse
quand les membranes organiques sont baignées par
des solutions salines faibles et spécialement par une
solution qui correspond à 0,00125 de chlorure de sodium du poids de l'eau. Les Eaux d'Evian contiennent
en chlorure de sodium o gr. 00300. La quantité de
glairine est de o gr. 0146. Tous les éléments minéraux
des Eaux d'Evian, à l'exception de l'acide nitrique et
de l'alumine, se rencontrent régulièrement dans le
sérum sanguin.

Des Eaux d'Evian et de ses analogues, il faut faire une famille à part, que l'on pourrait appeler : les *Eaux, très faiblement minéralisées, à suractivité osmotique.* La thermalité n'a pas d'influence spécifique sur ce phénomène.

Modes d'emploi. — Les Eaux d'Evian sont surtout à usage interne. Dans les diverses applications externes *(bains, douches)* on ne cherche que des adjuvants de la médication interne. On obtient le maximum d'effet en associant les deux modes de traitement. Le traitement interne doit se faire à jeun et avec un entraînement progressif. La non préparation des voies d'absorption peut occasionner des troubles digestifs ; la non préparation des voies d'élimination congestionne les reins, provoque du vertige et, chez les artério-scléreux avec lésion anatomique prononcée, occasionne même des congestions cérébrales et des troubles cardiaques.

ACTION PHYSIOLOGIQUE

Quand un organisme est en état général physiologique, les Eaux d'Evian sont rapidement absorbées par les voies digestives ; elles s'osmosent avec une très grande activité, et elles s'éliminent en quelques heures par les reins, sans modifier le type chimique de la nutrition.

Si l'organisme est en état de dépression nerveuse, ou de grande fatigue nerveuse ; s'il présente un état circulatoire avec hypertension ; s'il a une nutrition hypoazoturique ; si l'estomac est dilaté ; si le foie est congestionné ; si les reins sont depuis longtemps atteints d'insuffisance par atonie nerveuse, le triple effet de rapide absorption, de rapide osmose et de rapide

élimination par les reins ne se réalise qu'après un entraînement de plusieurs jours, quelquefois même il ne
s'obtient qu'après l'emploi de médications adjuvantes.
Le type chimique de la nutrition est alors modifié par
le traitement.

Si le cœur est en imminence d'asystolie avec œdè-
mes ; si le foie, si les reins sont atteints de dégénéres-
cence granulo-graisseuse, ou de sclérose avancée ; si
la dépression nerveuse est absolue, le triple effet physiologique, qui est la condition indispensable des effets
thérapeutiques, ne se manifeste point ; les Eaux d'Evian
ne donnent aucun résultat utile. Les états fébriles chroniques entravent les effets physiologiques des Eaux
d'Evian d'une manière absolue ; les états fébriles aigus
ne suspendent ses effets que momentanément.

Dans un organisme qui réalise le triple effet de rapide absorption, d'osmose rapide et d'élimination rapide
et totale par les reins, les Eaux d'Evian produisent la
suractivité des fonctions aérobies et des fonctions
anaérobies de toutes les cellules. Les centres réducteurs, foie, reins, poumons, cartilages, nerfs, muscles,
épithéliums sont soumis à une stimulation qui se traduit par la réduction d'une plus grande quantité d'albuminoïdes et par la réduction plus complète des albuminoïdes ; l'urée augmente plus que n'augmentent proportionnellement les autres composants urinaires. L'a-
cide urique disparaît assez souvent complètement en
cours de traitement. L'élimination des déchets de la
nutrition devient parfaite. Ce qui démontre ce dernier
fait, c'est le relèvement de la somme totale des solides
urinaires et, plus spécialement, l'élévation très marquée de la somme des chlorures. Elles régularisent les
tensions circulatoires et diminuent la fréquence du

pouls. Elles font disparaître les oppressions d'effort et les dyspnées toxiques.

CONTRE-INDICATIONS

Les contre-indications du traitement par les Eaux d'Evian sont posées, les unes par leur effet de rapide élimination par les reins, les autres par leur action sur la nutrition, et les autres enfin par la nécessité de provoquer la rapide élimination de l'eau par les reins, qui est la condition indispensable de la réalisation de la totalité des effets thérapeutiques.

Les grandes masses d'eau congestionnent les reins et provoquent quelquefois des hémorragies capillaires. La rapide élimination de l'eau par les reins, si elle est trop longtemps soutenue par des prises d'eau trop fréquentes, produit de la desquamation épithéliale des tubuli. Les néphrites parenchymateuses contre-indi-quent, d'une façon absolue, les fortes doses et les prises à faibles intervalles. Les scléroses rénales avec albu-minurie ne sont pas modifiables par le traitement d'Evian.

L'hypertrophie de la prostate avec rétention par-tielle des urines impose pour le traitement par les Eaux d'Evian la plus grande prudence. Si la rétention d'urine est complète, la contre-indication est absolue.

Les dysuries d'origine nerveuse contre-indiquent ce traitement d'une manière absolue.

L'effet chimique sur la nutrition contre-indique le traitement d'Evian dans le diabète avec azoturie, avec phosphaturie et avec albuminurie abondante. Il le contre-indique aussi dans l'hyperazoturie et la phos-phaturie sans glycosurie.

Les effets thérapeutiques des Eaux d'Evian étant

sous la dépendance directe de l'osmose rapide et de l'élimination rapide de l'eau par les reins, toutes les causes qui entravent l'osmose rapide et empêchent l'élimination rapide et totale de l'eau par les reins contre-indiquent le traitement d'Evian, parce qu'il restera nécessairement sans effet. Nous avons déjà énuméré ces causes plus haut, dans le paragraphe qui traite de l'action physiologique des Eaux d'Evian. Inutile de les énumérer à nouveau.

L'artério-sclérose avancée contre-indique les grandes masses d'eau et les prises d'eau pendant l'après-midi et la soirée.

Il n'est pas toujours possible de dire *a priori* si tel ou tel organisme répondra ou ne répondra pas à l'incitation du traitement par les Eaux d'Evian. L'incertitude clinique dans bien et bien des cas ne pourra être dissipée que par l'expérimentation. Dans tous les cas que nous venons de rapidement passer en revue, cette expérimentation devra être dirigée avec prudence et mesure; ce n'est pas toujours sans danger que l'on boit alors, hors des repas, de grandes quantités d'Eau d'Evian.

INDICATIONS

L'empirisme avait, avant toute prescription médicale, conduit les malades à utiliser les effets de la rapide élimination des Eaux d'Evian par les reins. La science seule pouvait indiquer les emplois thérapeutiques que l'on devait faire de l'effet de sa rapide osmose.

La rapide élimination par les reins, qui fait qu'en moins de 25 minutes plus de 300 c. c. d'urine d'une densité inférieure à 1004 se déversent dans la vessie, a posé l'indication du traitement d'Evian dans tous les cas où il y a utilité de laver les voies urinaires ; les suppurations et les catarrhes des bassinets, des ure-tères et de la vessie sont traités avec succès à Evian. L'urine n'étant à ce moment qu'une dilution très éten-due, elle devient capable de dissoudre les mucosités et de désagréger les calculs phosphatiques. Son afflux rapide et soutenu permet d'entraîner hors des voies urinaires et les calculs microscopiques qui sur de nom-breux goutteux se forment dans les tubes urinifaires des pyramides rénales, et les calculs plus volumineux des bassinets, des uretères et de la vessie.

L'effet de rapide osmose caractérisé par la suracti-vité des fonctions de la nutrition, par la réduction com-plète des albuminoïdes, par la mise en activité des centres réducteurs, par la stimulation des fonctions aérobies et des fonctions anaérobies de toutes les cel-lules indique le traitement d'Evian dans un certain nombre des maladies que l'on a appelé les maladies par ralentissement de la nutrition : c'est-à-dire dans l'oxalurie, dans la gravelle, dans le diabète, dans l'obé-sité, dans l'asthme, dans la migraine, dans la lithiase biliaire, *quand elles sont arrivées à la période du ra-lentissement vrai des échanges nutritifs.* Cette période est marquée par la diminution de la quantité des urines des vingt-quatre heures. La diminution porte sur l'eau, sur l'urée, sur l'acide phosphorique, sur l'acide urique et sur les chlorures.

Dans ces maladies, le traitement par les Eaux d'Evian est indiqué, même avec un taux normal des solides urinaires, quand l'urée ne représente que le quart et même quand elle ne représente que le tiers de la masse totale des solides urinaires. Dans le diabète, la détermination du rapport de l'urée doit être faite après défalcation de la quantité de glucose.

Pour la goutte le traitement d'Evian est utile à toutes les périodes de son évolution, parce que le goutteux présente de l'acide urique en excès dans son sang et dans ses humeurs, alors même qu'il n'y a pas excès de formation de cet acide (Garrod).

Le traitement a sur l'acide urique une action non seulement d'entraînement, mais de réduction (Chiaïs).

L'action sur les fonctions anaérobies des cellules explique le succès du traitement d'Evian dans les insuffisances de tous les organes réducteurs :

1° dans l'*insuffisance hépatique* reconnaissable à des gonflements irréguliers du foie, à de légères teintes subictériques des conjonctives, à la diminution de l'urée urinaire, à la dyspepsie atonique avec ou sans flatulence, à de la constipation, à de faibles traces d'albumine dans les urines ;

2° dans l'*insuffisance rénale* marquée par la diminution de la diurèse liquide et de la diurèse solide et surtout par la diminution des chlorures urinaires ;

3° dans l'*insuffisance de la fonction réductrice des poumons* qui est cause des dyspnées d'effort, des dyspnées toxiques et des asthmes dits arthritiques des goutteux ;

4° dans les *insuffisances réductrices des parties blanches* du *cerveau*, de la *moelle épinière*, des *nerfs*, des *muscles*, insuffisances qui sont la raison des troubles nerveux et des fatigues musculaires des neurasthéniques déprimés et des surmenés, qui se guérissent si bien à Evian ;

5° dans les *atonies des épithéliums* des muqueuses gastro-intestinales, fréquentes chez les dyspeptiques ;

6° dans les *ralentissements d'action des cartilages
articulaires* qui laissent chez les goutteux des dépôts
uratiques s'accumuler dans leur épaisseur et préparer
les tophus.

L'action sur les fonctions aérobies des cellules et
des tissus indique l'emploi du traitement d'Evian dans
les *auto-infections chroniques,* quelles qu'en soient les
manifestations d'organe, mais tout spécialement dans
les dyspnées d'effort et dans les dyspnées toxiques, si
fréquentes chez les artério-scléreux, au début de leur
maladie, avant toute altération anatomique (Huchard).

L'effet de la régularisation de la circulation, qui est
la conséquence de la régularisation de l'osmose, de la
disparition des causes d'intoxication, de la régularisation des actes chimiques de la nutrition, indique le
traitement d'Evian dans les *troubles circulatoires et
pulmonaires des cardiopathies artérielles* et dans les
troubles cardiaques et vasculaires des dyspeptiques,
des hépatiques, des rénaux. Les *cardiaques valvulaires*
eux-mêmes se trouvent bien d'un traitement à Evian
si leur lésion se complique de ralentissement dans les
mouvements osmotiques et d'insuffisance rénale.

La régularisation de toutes les fonctions physico-
chimiques de la nutrition a pour conséquence la guérison des *dyspepsies atoniques,* spécialement des dyspepsies résultat du surmenage du système nerveux et
qui se révèlent au médecin par de la pseudo-dilatation,
du clapotage de l'estomac très accentué après les repas, de la constipation, des rêvasseries la nuit et un
réveil pénible accompagné de lourdeur de tête et de
brisement des membres.

Dans la grande classe des *albuminuries* on ne traite
avec succès, à Evian, que les *albuminuries des dyspep-*

tiques, les *albuminuries hépatiques* et les albuminuries qui sont liées à la présence de cristaux d'acide urique dans les tubes urinifères.

RESSOURCES THÉRAPEUTIQUES COMPLÉMENTAIRES

Les pratiques hydrothérapiques ne jouent qu'un rôle secondaire dans le traitement d'Evian. S'il y avait indication de les associer au traitement interne, on trouve à Evian, et comme bains et comme douches et comme piscine, les installations les plus modernes et les plus complètes.

Le climat d'Evian, qui se recommande à la fois et par son action tonique et par ses actions sédatives, apporte certainement son contingent d'effets dans les résultats thérapeutiques. On peut, avec avantage, prolonger son séjour à Evian après la cure thermale. Les installations hygiéniques sont parfaites et pour les eaux potables et pour le système d'égouts.

Les nombreux bateaux à vapeur qui font escale à Evian permettent l'emploi d'une aération parfaite dans les conditions de repos que réclame plus d'une forme de neurasthénie.

Evian-les-Bains. — Imprimerie MUNIER.

Les indications et les contre-indications des Eaux d'Évian, déduites des recherches du Docteur Chiaïs sur leurs actions intimes et contrôlées par l'expérimentation clinique.

1° *Les Eaux d'Evian s'éliminent totalement par les voies urinaires et elles s'éliminent par ces voies 15 à 16 fois plus vite que les eaux de source non minéralisées.* Ce mode d'action les fait ordonner avec succès dans la gravelle, dans les maladies chroniques des bassinets, des uretères, de la vessie, et de l'urètre : il commande une grande prudence dans le traitement de ces maladies si elles se compliquent de lésions rénales, car les Eaux d'Evian imprudemment administrées à haute dose peuvent provoquer la recrudescence des néphrites parenchymateuses.

2° *Les Eaux d'Évian activent les fonctions nutritives des éléments anatomiques.* Elles sont donc indiquées dans les atonies de tous les organes; dans les atonies du système nerveux comme dans les atonies gastro-intestinales ; dans l'insuffisance rénale et dans l'insuffisance hépathique.

3° *Les Eaux d'Évian provoquent la réduction totale des matières albuminoïdes.* Les toxines sont de l'ordre des matières albuminoïdes. Les Eaux d'Évian seront donc utiles dans toutes les auto-intoxications. C'est cet effet de totale réduction des matières albuminoïdes qui fait que la dyspnée pré-scléreuse des artério-scléreux est rapidement dissipée par le traitement méthodique par les Eaux d'Évian. Cet effet de réduction totale des albuminoïdes par les Eaux d'Évian explique leur succès dans l'oxalurie, la diathèse urique et dans toutes les manifestations chroniques de l'arthritisme.

4° *Les Eaux d'Évian activent la réduction de l'oxyhémoglobine.* La réduction lente de l'oxyhémoglobine le constate dans la chlorose : si l'action des ferrugineux reste incomplète, une cure à Evian parachève le traitement de la chlorose qui dérive de l'arthritisme, et de la chlorose qui par sa guérison incomplète prépare l'arthritisme. L'obésité, l'anémie de croissance, certaines neurasthénies, certaines hypocondries, les chocs nerveux, moraux et physiques, ralentissent également la réduction de l'oxyhémoglobine (Dr Hénocque). Les Eaux d'Evian méthodiquement administrées sont utilement employées dans toutes ces maladies. Les Eaux d'Évian sont indiquées chez les arthritiques goutteux, hépatiques, obèses, diabétiques, etc., *quand l'évolution de leur diathèse les a déprimés et affaiblis.*

5° L'augmentation de la réduction de l'oxyhémoglobine se constate à l'état pathologique : dans la pléthore, l'angine, la fièvre herpétique, l'emphysème pulmonaire, l'ecsema, l'irritation spinale (Dr Hénocque). Tous les états congestifs et pléthoriques sont une contre-indication à l'emploi des Eaux d'Évian, car avec la suractivité de la réduction de l'oxyhémoglobine coïncident presque toujours une suractivité de la réduction des tissus et surtout une suractivité dans la réduction des matières albuminoïdes. Chez ces malades les Eaux d'Évian ne sont jamais rapidement éliminées et elles ne sont jamais éliminées en totalité par les voies urinaires.

A LA MÊME SOCIÉTÉ D'ÉDITIONS

LABONNE (Dr H.), licencié ès-sciences, officier de l'Instruction publique.
— **Comment on défend ses poumons.** *Lutte contre les maladies de poitrine.* Une brochure in-8, avec figures dans le texte. . . . 1 fr. »

BIÉRENT (Le Dr Léon).— **La Puberté chez l'Homme et chez la Femme.** In-8º de 200 pages. . . . . 5 fr. »

CHAMPVILLE (Fabius de), officier du Mérite agricole, officier d'Académie. — **Comment on défend son Bétail. Moyens de prévenir et de combattre la Fièvre aphteuse** (Cocotte). 1 brochure. . . . 1 fr. »

CROCQ fils (Le Dr), lauréat de l'Académie de Belgique, de la Société médicale des hôpitaux de Paris, de l'Enseignement supérieur. — **L'Hypnotisme scientifique.** Introduction de M. le professeur PITRES, doyen de la Faculté de médecine de Bordeaux. Grand in-8 de 500 pages avec 98 fig. en phototypie hors texte. 2e édition. . . . . 12 fr. »

GELINEAU (Dr G.) — **Des Peurs maladives ou Phobies.** In-8 carré, VIe volume de la Bibliothèque générale de Physiologie 3 fr.50

LAURENT (Dr E.), ancien interne à l'infirmerie des Prisons de Paris. — **L'Anthropologie criminelle** et les nouvelle théories du crime. In-8. *Deuxième édition* . . . . 5 fr. »

LAURENT (Dr). — **Guide pratique pour le traitement des névroses** (volume de la *Petite Encyclopédie médicale*). . . . . . 3 fr. «

ROYER (A. de). — **Y a-t-il une Noblesse Française ?** Un beau volume in-8 de 300 pages environ 3 fr.50
M. le Vicomte A. de ROYER n'a pas craint de *citer les Usurpateurs* et *Dix mille Familles* sont ainsi passées sous son inexorable et impartial examen.
C'était là une œuvre nécessaire, à laquelle applaudira la vraie noblesse, parmi laquelle trop de suffisants vaniteux se sont glissés à l'abri de leurs faux titres.

TOULOUSE (Dr Edouard). — **Emile Zola.** (Enquête médico-psychologique). In-18 avec nombreux portraits et figures 3 fr.50

TOULOUSE (Dr Edouard), Chef de clinique des maladies mentales à la Faculté de médecine de Paris, Médecin de l'Asile Sainte-Anne. — **Les Causes de la Folie** *(Prophylaxie et Assistance)* 1 vol. in-8 de 432 p. 7 fr.50

LABONNE (Dr H.) — **Comment on se défend du Rhumatisme.** *La Lutte contre les Douleurs et l'Arthritisme.* Une brochure in-8 de 42 pages 8 figures . . . . 1 fr. »
— . — **Comment on défend sa Bouche.** *La Lutte pour la conservation des Dents.* Une brochure in-8 de 40 pages. . . 1 fr. »
— . — **Comment on se défend des maladies nerveuses.** *La Lutte contre les Névroses et la Neurasthénie.* Une brochure in-8 avec figures dans le texte. . . . . 1 fr. »

L. LEMATTE et le Dr H. LABONNE. — **Précis d'Urologie clinique.** *Interprétations cliniques des chiffres de l'analyse d'urine.* In-18 de 140 pages. 3 fr.50

BUREAU (Dr), professeur agrégé d'accouchement. — **Guide pratique d'Accouchement.** *Conduite à tenir pendant la grossesse, l'accouchement et les suites de couche.* 1 vol. in-8 de 420 p. avec figures. 6 fr. »

GAUTHIER (A.), professeur à la Faculté de Médecine de Paris. — **Les Toxines,** traité complet indiquant au praticien le nouveau traitement pour les maladies microbiennes. Gros in-8. . . . . . 15 fr. »

LETULLE (Dr). — **Guide pratique des sciences médicales,** publié sous la direction scientifique du Dr LETULLE, professeur agrégé à la Faculté de Médecine de Paris, médecin des Hôpitaux. Encyclopédie de poche pour le praticien. Ouvrage in-18 de 1500 p. cartonné à l'anglaise 12 fr. »

MONIN. — **Formulaire de Médecine pratique.** 6e édition . . 5 fr. »

TROUSSEAU (Dr A.), médecin de la Clinique nationale des Quinze-Vingts. — **Guide pratique pour le choix des lunettes,** In-8 raisin de 80 p. 1 fr.50

VIEILLARD. — **L'Urine humaine.** 2e édition . . . . . . 7 fr. »

www.ingramcontent.com/pod-product-compliance
Lightning Source LLC
Chambersburg PA
CBHW071318200326
41520CB00013B/2824